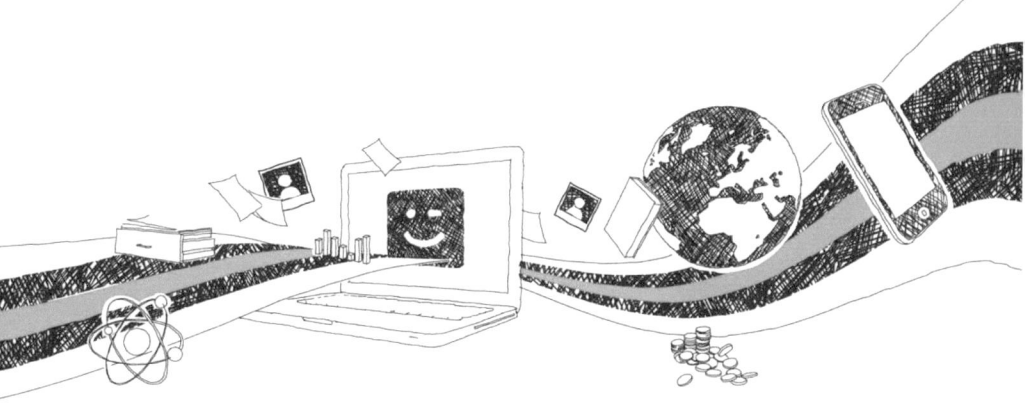

Bibliografische Information der Deutschen Nationalbibliothek:

Die Deutsche Bibliothek verzeichnet diese Publikation in der Deutschen National-
bibliografie; detaillierte bibliografische Daten sind im Internet über http://dnb.d-
nb.de/ abrufbar.

Impressum:

Copyright © 2015 GRIN Verlag, Open Publishing GmbH
Druck und Bindung: Books on Demand GmbH, Norderstedt Germany
ISBN: 978-3-668-04639-9

Dieses Buch bei GRIN:

http://www.grin.com/de/e-book/306406/reptilien-als-uebertraeger-von-salmonellen-
gefahrenanalyse-und-handlungsempfehlungen

Nicolai Sternberg

Reptilien als Überträger von Salmonellen. Gefahrenanalyse und Handlungsempfehlungen aus Sicht der Public Health

Bedeutung für Mensch und Reptilien, Erreger, Epidemiologie, Gefahrenanalyse, Prophylaxe und Maßnahmen

GRIN Verlag

GRIN - Your knowledge has value

Der GRIN Verlag publiziert seit 1998 wissenschaftliche Arbeiten von Studenten, Hochschullehrern und anderen Akademikern als eBook und gedrucktes Buch. Die Verlagswebsite www.grin.com ist die ideale Plattform zur Veröffentlichung von Hausarbeiten, Abschlussarbeiten, wissenschaftlichen Aufsätzen, Dissertationen und Fachbüchern.

Besuchen Sie uns im Internet:

http://www.grin.com/

http://www.facebook.com/grincom

http://www.twitter.com/grin_com

Reptilien als Überträger von Salmonellen. Gefahrenanalyse und Handlungsempfehlungen aus Sicht der Public Health

Bedeutung für Mensch und Reptilien, Erreger, Epidemiologie, Gefahrenanalyse, Prophylaxe und Maßnahmen

In den letzten Jahren ist die mögliche Gesundheitsgefährdung des Menschen durch Salmonelleninfektion, auf Grund von Reptilienhaltung, immer wieder in den Fokus gerückt. Dieses Thema wurde wiederholt in verschieden Medien, wie Apothekerzeitschrift, Ärzteblatt behandelt. Auch Tierrechtsorganisationen wie Peta, Splittergruppen wie Animal Wild Life haben sich mit der Thematik befasst. Es ist gerade eine aktuelle Problematik, die zur Diskussion führt und mehr oder weniger sachlich von den verschiedenen Vertretern geführt wird. Auf der einen Seite sind die oben genannten Institutionen und Interessensgruppen zu nennen, die auf die Gefahr der Reptilien als Infektionsquellen hinweisen und als Konsequenz von Hygieneregeln bis zum Verbot der Reptilienhaltung plädieren. Auf der anderen Seite die Reptilienhalter, die das Risiko der Reptilien als Quelle der Gesundheitsgefährdung als gering erachten und Ihre Ausübung Ihres Hobby als gefährdet ansehen aber auch die Reptilienhalter, die sehr verunsichert, ob der möglichen Gefahren sind. Öffentlich ausgetragene Diskussionen sind oftmals geprägt von mangelnder Sachlichkeit und fehlenden Fakten (Gumpenberger, 2000). Sind Reptilien ein Problem, was Public Health angeht oder übertriebenes Argument von Tierschutzorganisationen, die dadurch den Verbot der Exotenhaltung forcieren wolllen?

Dass Reptilien eine mögliche Infektionsquelle für Salmonellen sind und damit zoonotisches Potential besitzen ist schon lange bekannt (schon in den 70er Jahren wurden Salmonellen an Reptilien nachgewiesen). Auch Reptilien in freier Wildbahn sind bekannt als mögliche Salmonellenträger (Volker Schmidt u. a., 2014). In einer neueren Auswertung von Sektionsmaterial wurden Salmonellen isoliert, wobei ein Unterschied zwischen den Tierklassen bestand. In Schildkröten wurden mit 4% positiven Tieren deutlich weniger Salmonellen gefunden, als bei Schlangen und Echsen (42% positive Tiere) (Kölle, 2015). Auch als fakultative Pathogene bei Reptilien sind Salmonellen bekannt und isoliert (V. Schmidt u. a., 2013) und werden regelmäßig als Teil der physiologischen Darmflora nachgewiesen, wobei auch Reptilien erkranken können (Hassl, Pfleger, & Benyr, 2001). Doch ist erst in den letzten Jahren, daraus ein Medieninteressen an diesem Thema erwachsen und auch entsprechende Reaktion der Bevölkerung. Auch in Deutschland wurden vor allem von Terraristikgegnern Verbote und Maßnahmen gegen die Haltung von Reptilien gefordert. Eindeutige Studien, die diese Maßnahmen rechtfertigen liegen nicht vor (Hydeskov u. a., 2013). Diese vorschnellen Reaktionen sind auch damit zu erklären, dass Reptilien in den letzten Jahren vermehrt als Haustier gehalten werden und somit mehr Kontakt zu diesen Tieren möglich ist. Auch an öffentlichen Einrichtungen wie in Schulen oder Kindergärten gibt es immer öfters einen

„Streichelzoo" in dem eine Bartagame oder eine Schildkröte zu finden ist. Dies macht deutlich, dass diese Problematik nicht nur rein seuchenmedizinisch zu behandeln ist, sondern dass auch gesellschaftliche Veränderungen berücksichtigt werden müssen. Der Mensch kommt also vermehrt in Kontakt mit Tieren, die bisher, salopp gesagt, eher im Zoo besichtigt werden konnten. Auch die Tatsache, dass wie oben beschrieben, in öffentlichen Einrichtungen Infektionsquellen vorhanden sind und dies im Zusammenhang mit Kindern also Teil der YOPI (young, old, pregnant, immunosuppressed), besonders empfindliche Personengruppen für Infektionskrankheiten, verändert natürlich die möglichen Gefahrenpotentiale.

In dieser Arbeit sollen, nach kurzen Definitionen wichtiger Begriffe, zuerst Salmonellen behandelt und eingeordnet werden und epidemiologische Gesichtspunkte angesehen werden. Nach einem kurzen Abriss über die klinischen Symptome, ist eine Gefahrenanalyse auf Grund der Tenazität und Virulenzfaktoren, sowie Epidemiologie für Mensch und Tier nun der nächste logische Schritt. Daraufhin sollen Maßnahmen und Lösungswege beschrieben werden und ein kurzes abschließendes Fazit gezogen werden.

Definition Zoonosen: Es wird unterschieden zwischen Anthropozoonosen (Übertragungsweg von Mensch auf Tier) und Zooanthroponose (Tier auf Mensch) (Mutschmann, 2012, S. 26). Letztere sind Objekt dieser Arbeit. Als mögliche Infektionserreger einer Zoonose kommen theoretisch Bakterien, Viren, Pilze, Prionen sowie die zu den parasitären Zoonosen gehörenden Protozoen, Helminthen und Arthropoden in Frage. Prionen wurden bisher noch nicht als Zoonoseerreger durch Reptilien beim Menschen beschrieben.

Salmonellen, sind Bakterien, die von Joseph Lignieres 1900 nach dem amerikanischen Tierarzt Daniel Elmer Salmon benannt, welcher sich für das amerikanische Landwirtschaftministerium mit Mikroorganismen beschäftigte. Die Erreger, die Salmonellen, wurden von ihm in Schweinen entdeckt, die einer Tierseuche zum Opfer gefallen waren, der Schweinepest. Beschrieben wurden Salmonellen zuerst vom Pathologen Tadeusz Browicz im Jahre 1874 im Zusammenhang mit Typhus, einer schwerwiegenden Infektionskrankheit für Menschen, die in der Geschichte viele Opfer forderte (Mestrovic, 2015). Robert Koch und Karl Joseph Eberth konnten dann im Jahre 1880 erstmals Salmonellen der Typhus-Gruppe des Menschen isolieren.

Salmonellen gehören zur Familie der Enterobacteriaceae, dies sind vorwiegend im darmlebende Bakterien von einer Größe von ca. 0,1-1,5 x 2,0-5,0 Mikrometern. In ihrer Morphologie sind sie stäbchenförmig und bis auf wenige Ausnahmen, durch einen Geißelapparat beweglich. Salmonellen können freilebend oder auch in Organen vorkommen. Im differenzierenden Färbeverfahren nach Gram stellen sie sich negativ dar. Weitere wichtige Differenziermöglichkeiten sind diverse Stoffwechselleistungen, die sie von anderen Enterobacteriaceae unterscheiden. Sie sind fakultativ anaerob, d.h. sie können auch in Umgebung ohne Sauerstoff leben und sich reproduzieren. Salmonellen gelten als chemoorganotroph, verstoffwechseln also organische Stoffe. Sie fermentieren Glukose, bilden Schwefelwasserstoff, reduzieren Nitrat zu Nitrit, bauen Propylenglykol ab und können Citrat als alleinige Kohlenstoffquelle nutzen (Rolle & Mayr, 2007, S. 437). Außerdem dekaboxylieren sie Lysin und produzeren jedoch keine Urease (Mutschmann, 2012, S. 28).

Taxonomie und Systematik:

Die Systematik und Taxonomie der Salmonellen ist vielen Veränderungen unterworfen und man kann davon ausgehen, dass es auch in Zukunft Veränderungen und Neuklassifikationen geben wird, gerade was die Gruppenzugehörigkeit der Serovare angeht. Salmonellen können nach biochemischen, molekulargenetischen und serologischen Charakteristika eingeteilt werden. Die geltende Taxonomie wird vom WHO Collaborating Center for Reference and Research am Pasteur-Institut in Paris durchgeführt. Die Klassifikation nach Le Minor und Popoff erfolgt nach molekularbiologischen Gesichtspunkten (DNA/DNA-Hybridisierung) (Tindall, Grimont, Garrity, & Euzéby, 2005). Es werden verschiedene Serovare in 6 Gruppen unterschieden, wobei diese zugehörend der beiden Spezies Salmonella enterica und S. Bongori sind. Über 99% der Serovare die aus erkrankten Menschen oder Warmblütern isoliert wurden, gehören der Gruppe 1 an. Vertreter der Gruppe 2 wurden auch in Reptilien nachgewiesen, aber medizinische Relevanz werden lediglich der Gruppe 1 und Gruppe 3 zugesprochen. Die Vertreter der Gruppen 2, 4, 5 und 6 wurden bei kaltblütigen Tieren nachgewiesen. Es ist aber zu bedenken, dass von allen Gruppen, d.h. von allen Salmonellen ein Risiko für den Menschen ausgehen könnte (Szabo, 2012). Wenn von Salmonellen die Rede ist, sind somit meist Serovare der Gruppe 1 gemeint, also von Salmonella enterica ssp. enterica. Die Unterscheidung nach dem Kauffmann-White-Schema, erfolgt nach den unterschiedlichen Charakteristika der O-, H- und K-Antigenen, also nach serologischen Eigenschaften. Dabei handelt es sich um Proteinstrukturen der Lipopolysaccharidschicht auf der Zellwandoberfläche der Bakterien. Diese Proteinstrukturen sind Bestandteil der Flagellen, die zur Fortbewegung dienen. Das O-Antigen ist ein hitzebeständiges Lipopolysaccharid, das H-Antigen ein hitzelabiles, formaldehydbeständiges Geißel-Antigen und das K- Antigen stellt ein Antigen der Hülle dar, das aus drei hitzelabilen Komponenten besteht. Dieses Schemata stammt noch aus den 1940er Jahren und wurde lange Zeit als Grundlage der Taxonomie angesehen.

Salmonellen werden in der Regel über den oralen Infektionsweg eingenommen. Die Bakterien werden über kontaminierten Kot oder Gegenständen, durch Sekrete oder Exsudate infizierter anderer Lebewesen oral aufgenommen. Jedoch auch die Aufnahme über Inhalation von kontaminierten Aerosolen können eine Rolle spielen. Der Übertragungsweg über Wunden ist auch möglich, kommt jedoch nicht häufig vor. Diese Wege stellen die Grundvoraussetzung für eine Infektion dar. Die weitere Schritte sind die Adhäsion (Anhaftung), das Eindringen (Invasion) in Gewebe sowie Ausbreitung mittels Virulenzfaktoren. Nach der oralen Aufnahme stellt die Magensäure der erste Abwehrmechanismus des Körpers dar. Die Magensäure ist eine chemische Barriere, die jedoch pH-Veränderungen unterworfen ist, die von Füllungszustand des Magens sowie Art des Inhalts abhängen. Auch die Salmonellen haben Abwehrmechanismen gegen organische wie anorganische Säuren. Ein erster Säure-Resistenz-Mechanismus wirkt in der log-Wachstumsphase (durch einen Ferric-uptake-Regulator), ein zweiter Mechanismus in der stationären Phase (Eddicks, 2006).

Virulenzfaktoren:

Die Virulenzfaktoren sind die entscheidenden Charakteristika, die für die Ursache der Infektion und der nachfolgenden Erkrankung entscheidend sind. Es können Virulenzfaktoren auf verschieden Ebenen unterschieden werden (Lee, Lin, Hall, Bearson, & Foster, 1995).

Die eigentlichen Virulenzfaktoren kommen bei der Adhäsion und Invasion zum tragen. Über 200 Virulenzfaktoren wurden bisher identifiziert, daher kann hier nur kurz auf die wichtigsten eingegangen werden. Bei der Adhäsion an der Wirtszelle sind Fimbrien die entscheidenden Faktoren. Diese Proteinstrukturen, auf der Oberfläche der Bakterien, sind ähnlich fadenförmig, und können mit ihren Lektinen an Proteine der Wirtszelle andocken und sich so verbinden. Meist sind die Zielproteine mannose-, sowie fibronectinhaltig. Die Fimbrien der Salmonellen werden der Molmassen unterteilt und Salmonella Enteritidis Fimbrae (SEF) 14, 17,18, 21 genannt (Rolle & Mayr, 2007). Für den nächsten Schritt, die Invasion, sind vor allem sogenannte Pathogenitätsinsel verantwortlich, die Virulenzleistungen der Bakterien kodieren, die im Fall von Salmonellen als 'Salmonella Pathogenicity Island' oder SPI bezeichnet werden. Salmonellen vermögen auch in Wirtszellen eindringen, die nicht phagozytosefähig sind, sie sind darüber hinaus fakultativ intrazellulär, d. h. Sie können sich auch in Wirtszellen reproduzieren. Eben diese Mechanismen sind auf den Pathogenitätsinseln kodiert.

Das Typ-3-Sekretionssystem (T3SS) ist der wohl wichtigste Faktor. Es handelt sich sozusagen um Injektionsproteine. Diese Systeme weisen einen Aufbau auf, der an eine Nadel erinnern lässt und können Proteine aus dem Zytoplasma der Bakterienzellen in das Zytoplasma der Zielzelle translozieren. Die so injizierten Effektorproteine bewirken Veränderungen in der Morphologie des Zytoskeletts der Zielzelle und können so verschiedene Funktionen eukaryontischer Zellen manipulieren (Finlay, Ruschkowski, & Dedhar, 1991). Die injizierten Effektorproteine wirken als Enterotoxine, werden aber auch als Regulatorproteine nicht immer zu den klassischen Enterotoxine gezählt, da diese darauf angewiesen sind intrazellulär zu wirken. Die wichtigsten Enterotoxine sind Sip (Salmonelle invasion protein) A, B, C sowie Sop (Salmonelle outer proteins) A, B, D, E und SptP. Es wurde herausgefunden, dass diese Proteine keine enzymatische Wirkung entfalten und lediglich Regulatorproteine der Wirtszelle imitieren und so Einfluss nehmen. Eine der Folgen ist die Induzierung der Apoptoseaktivität der Makrophagen (Caspary, Kist, & Stein, 2006). Dies wird über einen caspase-abhängigen Signalweg durch Sip B aktiviert. Auf die Apoptose, also Untergang der Makrophagen reagiert die Entzündungskaskade mit Erhöhung der Produktion der Prostaglandinen 2, der Leukotrienen und Histaminen. Prostaglandin 2 erhöht die aktive Sekretion Cl-Ionen in der Darmmukosa. Daraufhin folgt osmotisch Wasser in Darmlumen nach. In der weiteren Entzündung kommt es durch Einwanderung von Entzündungszellen zur Erhöhung der Permeabilität der MuKosa und als Folge zu Mukosaödemen. Dies äußert sich dann klinisch als starke Diarrhoe. Nicht alle Wirkungsweisen der Enterotoxine sind bisher bekannt, so sind S-LT, Stn, LT-like von S.typhimurium bisher in ihrer Wirkung bekannt aber der zugrundeliegende Mechanismus noch nicht erklärt.

Inkubationszeit:

Weitere wichtige Daten im Hinblick der Gefahrenanalyse sind neben den oben besprochenen Infektionswegen, die Inkubationszeiten, die 6–72 Stunden betragen, in der Regel 12–36 Stunden und auch abhängig von der Dosis der Erreger und dem Serovar sind. Außerdem ist die Tenazität ein Faktor, der bei möglichen Infektionen und natürlich deren Vermeidung ein äußerst wichtiges Gewicht spielt.

Tenazität:

Es ist fundamental aus der Tenazität logische Schlüsse und Konsequenzen bei der Verbesserung in der Hygiene zu ziehen, kombiniert mit den Möglichkeiten der Einschränkung der Infektionswegen. Einer Analyse der Tenazität folgen als Konsequenz die nötigen und sinnvollen Maßnahmen im Bereich Umgebungshygiene und Hygiene des Tierhalters oder der Personen, die Kontakt mit Reptilien haben. Durch Kombination der Verhinderung oder Verminderung auf beiden Ebenen ist es möglich effektiv Maßnahmen durchzuführen, die zur Prophylaxe der Infektion mit Salmonellen führen. Oftmals sind dies einfache Maßnahmen, die keinen hohen Aufwand oder Investitionen erfordern. Salmonellen besitzen eine hohe Tenazität, die den äußeren Umweltbedingungen unterworfen sind. Die Tenazität beschreibt die Zähigkeit eines Mikroorganismus in der Umwelt zu überleben und sich zu reproduzieren zu können oder nach Verbesserung der Bedingungen sich wiederum reproduzieren zu können. Wichtigste Einflußfaktoren sind Ausgangskeimzahl, Temperatur, pH-Wert, Elektrolytgehalt, Nährstoffgehalt, Sonnenlicht, Wasseraktivität, Oberflächenbeschaffenheit sowie biologische Konkurrenzsituation. Abhängig von diesen Faktoren kommt es zu einer mehr oder weniger starken Vermehrung und zu einem Anhalten der Infektionsgefahr. Die Optimaltemperatur wird als 37 Grad Celsius, die Temperatur in der die Reproduktion noch möglich ist mit 5 Grad Celsius-45 Grad Celsius angegeben. Das Überleben in Umgebung kann bis zu 16 Monaten in trockener Erde erfolgen(Meyer, 2004). Auch in Wasser wird eine lange Überlebenszeit mit bis zu 200 Tagen beschrieben, in Aquarienwasser sechs Wochen, in Reptilienkot 115 Tage (Mutschmann, 2012), was die Widerstandsfähikeit deutlich zeigt. Wirksame Maßnahmen sind: Bei Temperaturen über 70 Grad Celsius, Sonnenlicht sowie gebräuchliche Desinfektionsmittel werden Salmonellen abgetötet (Wendt, Waldmann, & Wendt, 2001). Dagegen wird die Bekämpfung mit niedrigen Temperaturen, auch unter dem Gefrierpunkt über längere Zeit als nicht immer letal beschrieben. Die Vermehrung der Salmonellen nimmt ab oder stagniert. Sie können auch absterben, doch ist es möglich das die Kälteeinwirkung nur subletale Auswirkung hat und die Salmonellen so auch nach längerer Zeit vermehrungsfähig bleiben (Head, Saunders, & Pickup, o. J.). Es ist also essentiell zu beachten, auf welche Weise die hohe Tenazität ein Problem darstellen, kann und auf welche Weise dieses Problem gelöst werden kann.

Die zu ziehende Schlüsse sind selbstverständlich auf die Reptilienhaltung anzuwenden, auf die, bei Behandlung der Maßnahmen in dieser Arbeit eingegangen werden sollen.

Epidemiologie:

Salmonellen werden meist von lebensmittelliefernden Tieren (Fleischproduktion) oder deren Produkte (Milch- und Eiprodukte) auf andere Tiere oder auf den Menschen übertragen. Tiere, Tierprodukte können ebenso als Reservoir dienen. Der Übertragungsweg ist wie oben beschrieben meist oral und kann auch von Mensch zu Mensch stattfinden.

Im Infektionsepidemiologischen Jahrbuch meldepflichtiger Krankheiten für 2014, herausgegeben vom Robert-Koch-Institut, wird von fallenden gemeldeten Zahlen von aufgetretenen Salmonellosen seit 2001, mit Ausnahme von 2006 und 2007 gesprochen. Von 2013 auf 2014 hat sich die Zahl nochmals um 15% verringert. Die bundesweite Inzidenz übermittelter Salmonellosen mit 20,1 Erkrankungen pro 100.000 Einwohner ist die niedrigste seit Einführung des Infektionsschutzgesetz (IfSG).

Im Fazit zieht der Bericht folgende Schlüsse: Die Epidemiologie der Salmonellose sei seit Jahren von einer deutlichen Abnahme der Fallzahlen geprägt, die primär, aber nicht ausschließlich, durch einen Rückgang der Zahlen für S.Enteritidis und S. Typhimurium gekennzeichnet sei. Größere Ausbrüche, bei denen ein verdächtiges Lebensmittel-vehikel identifiziert wurde, waren in erster Linie auf Fleisch- und Wurstwaren zurückzuführen, jedoch kamen auch Ausbrüche durch pflanzliche Lebensmittel vor (insbesondere Sprossen)." Dies unterstreicht, dass die Salmonelleninfektionen Jahr für Jahr abnehmen, also die Prophylaxe-, und Bekämpfungsmaßnahmen auf einem guten Weg sind und effektiv funktionieren. Doch ist auch zu beachten, dass die demographische Inzidenz in dem besagten Bericht deutlich zeigt, dass diese bei Kindern, insbesondere bei Kleinkindern von allen Gruppen am höchsten ist. Die altersspezifische Inzidenz ist bedenklich und sollte natürlich ernst genommen werden im Hinblick auf mögliche exotische Salmonellen, die in Reptilien gefunden werden können. Im epidemiologischen Bulletin von 2013 kommt zum Ausdruck, dass Salmonellosen bei Kleinkindern mit Reptilien assoziiert werden können, und diese in den letzten Jahren ansteigend sind. Danach haben sich die nachgewiesenen Salmonellosen bei Kleinkindern mit Reptilienkontakt in den letzten Jahren bis auf 35% der aufgetretenen Salmonellosen bei Kleinkindern gesteigert. Auch ist auffällig, dass „exotische" Salmonellen bei diesen Fällen vermehrt auftreten, so auch aus der Gruppe 3, 4, 5. Darüber hinaus auch seltener vorkommende Serovare aus der Gruppe 1.

Dies macht deutlich, dass reptilienassoziierte Salmonellosen gerade bei Kleinkindern ein Thema ist, das nicht vernachlässigt werden sollte und erst genommen werden sollte. Doch müssen auch die richtigen Schlüsse gezogen werden, ein vollständiges Haltungsverbot ist sicherlich nicht die geeignete Lösung. Denn immer noch sind die Hauptinfektionsquelle tierische Erzeugungsprodukte wie Milch und Eier. Auch hier macht es ja auch keinen Sinn, diese Produkte für Kleinkinder zu verbieten. Der Weg ist hier auch die Hygiene und Wissen der Bevölkerung zu fördern und zu schulen und geeignete Bekämpfungsstrategien zu entwickeln.

Das Bundesinstitut für Risikobewertung (BfR) fertigt jährlich einen Zoonosebericht an. Im Bericht „Erreger von Zoonosen in Deutschland im Jahr 2013" werden Zoonosen berücksichtigt, die an das RKI gemeldet wurden und gibt einen großen Überblick über die Situation in Deutschland und gibt auch die Verhältnismäßigkeiten der verschiedenen Infektionsquellen an. Die Salmonellen waren auch 2013 hinter Campylobacter mit fast 19.000 Fällen die zweithäufigste bakterielle Zoonoseinfektionsquelle in Deutschland. Bei den Salmonellen machen die S. Typhimurium 41%, S. Enteritidis 35%, deutlich darunter S. Infantis mit 4,6%, S. Derby mit 1,6%, und S. München mit 1,5% aus. Die Bedeutung von S. Enteritidis ist im Vergleich zur Vergangenheit weiter gesunken und ist weiterhin hinter S.typhimurium zu finden. S. Typhimurium ist relativ auf dem gleichen Niveau verbleiben, gestiegen hingegen der Anteil von S. Infantis. Am weitaus häufigsten wurden Salmonellen in Geflügelfleisch und Geflügelprodukten nachgewiesen. Auch S. Infantis wurde meist in Geflügelprodukten gefunden. Dem Bericht ist also zu entnehmen, dass Salmonellosen im Bereich der Geflügelproduktion, insbesondere bei Enten- und Gänseprodukten ein Schwerpunkt der Problematik darstellen, in dem es in den letzten Jahren bei nicht allen Serovaren zu Verbesserung der Situation kommt. Es wird aber auch erwähnt, dass Heim-, und Zootiere, wie Reptilien als Reservoir für Salmonellen fungieren können.

Diese aktuelleren Untersuchungen zeigen das zoonotische Potential gerade von eher exotischeren Serovaren der Gruppe 3, 4 und 5, deren Nachweise ansteigen und die auch mit Salmonelleninfektionen bei Menschen, vor allem Kindern in Verbindung gebracht werden. Ohne Fragen muss diese negative Entwicklung in Auge behalten werden und bessere Maßnahmen getroffen werden um mögliche Infektionen schon prophylaktisch anzugehen. Dies muss mit Vernunft und Verhältnismäßigkeit geschehen. Es ist doch auch bemerkenswert, dass das Spektrum von Zoonoseerregern, die von Reptilien ausgehen, deutlich niedriger ist. Außer Salmonellen, werden fast gar keine Fälle von nachgewiesenen Fällen anderer Zoonoseerreger bekannt. Dies sieht im Bereich Kleintier wie Hund und Katze anders aus (Mutschmann, 2012)! Auch kann oftmals der Anteil der Salmonellosen, die wirklich mit Reptilien in Verbindung stehen, nicht immer seriös festgestellt werden (Bertrand u. a., 2008) .Wie auch Milch-, und Eiprodukte nicht verpönt und vom Speisezettel der Bevölkerung gebannt werden sollten, ist auch die Reptilienhaltung kritisch aber rationell zu sehen und zu bewerten, und die entsprechende Strategie sollte zuerst der Gesundheit für Mensch und Tier aber auch der persönlichen Freiheit eines Reptilienhalters Rechnung tragen.

Doch was ist das geeignete Vorgehen?

Zuerst sollte eine Bestandsanalyse erfolgen, die die Eintragswege und die Verbreitungswege und Übertragungswege sowie Reservoirfunktionen identifiziert. („Salmonellose der Rinder: Epidemiologie und Bekämpfung - 21_Methner.pdf", o. J.) Dieser Vorgang mag sich kompliziert anhören und mag bei größeren Reptilienbeständen mit mehreren hundert Tieren mit Zu- und Abgängen auch aufwendig sein, doch sind die meisten Bestände von Reptilien doch auch wenige Tiere beschränkt. Solch Bestände sind übersichtlich, die möglichen Eintragswege und Reservoire leichter zu identifizieren. Solche Analyse sind im Bereich der Rinderhaltung bereits etabliert und sind natürlich auf Reptilien nicht eins-zu-eins zu übernehmen. Aus der Analyse sind als Konsequenz die Etablierung von effektiven Hygienemaßnahmen und eine Optimierung der „Betriebsabläufe" zu installieren. Als Beispiel sollten Säuberungswerkzeuge nicht in allen Terrarien angewendet werden, sondern unter Berücksichtigung der Minimierung von Übertragungsmöglichkeiten nur für jeweils ein Terrarium benutzt werden. Oder sollte bei der Reinigung von größeren begehbaren Terrarien nicht durch Schuhwerk Kotreste oder Substrat in andere Räume oder Terrarien getragen werden. In den USA wurden schon in den 1970er Jahren der Verkauf von Wasserschildkröten untersagt, welche eine Panzerlänge von 4 Inches (10,2 cm) unterschreiten. Dies sollte verhindern, dass Kleinkinder ihre „süßen" Mitbewohner in den Mund nehmen könnten und um so eine orale Infektion zu verhindern. In der Praxis wird die Umsetzung sicherlich in vielen Details bestehen, die als weniger bedeutend erscheinen, die aber nichts anderes sind als Umsetzung von Hygienemaßnahmen, die ohne Frage wichtigster Bestandteil der Prophylaxe darstellen und die heutzutage selbstverständlich in großen Betrieben für Tierprodukten sind.

Ausgehend von dem oralen Infektionsweg und der beschriebenen Tenazität und der Berücksichtigung der demographischen Inzidenz können also folgende Schlussfolgerungen in Bezug auf Prophylaxe und Gegenmaßnahmen gezogen werden:

- Personen, die Reptilien halten, sollten sich der Thematik bewusst werden und sich entsprechend mit geeigneter Literatur Wissen aneignen. Personen, die in öffentlichen Einrichtungen arbeiten sollten entsprechend fortgebildet werden. Ebenso sollten Humanmediziner sowie Tiermediziner mit dem Thema vertraut sein, und so beratend und aufklärend wirken können. Auch ist die Zusammenarbeit von Humanmediziner mit Veterinärmedizinern im Miteinander wünschenswert.

- Grundsätzlich sind Reptilien weder für Kinder noch für Erwachsene als Kuschel-, und Schmusetiere anzusehen und so zu behandeln. Reptilien sollten z.B. weder mit dem Mund geliebkost, gestreichelt, noch frei in der Wohnung laufen gelassen werden. Es ist notwendig eine tiergerechte Haltung sicherzustellen, welche die oben genannten Tätigkeiten bereits von selbst ausschließen. Dies ist vor allem in Beziehung auf Kinder und anderen Mitglieder der YOPI-Gruppe durchzusetzen.

- in öffentlichen Einrichtungen sind ganz besonders die hygienischen Richtlinien einzuhalten und besonderer Wert auf objektive und sachliche Aufklärung zu leisten, um vertrauensvollen Umgang und Respekt walten zu lassen.

- es ist darauf zu achten Neueintrag von Erregerkeimen in ein Terrarium oder an ein Terrarium zu minimieren. Z. B. sollte Zubehör vor Nutzung gereinigt, desinfiziert werden.

- persönliche Hygiene: nach Kontakt mit den Händen mit Reptilien, Futtertieren, sonstigem Futter, Zubehör, Terrarium, Substrat sind die Hände gründlich mit Seife zu waschen und zu desinfizieren. Dabei ist darauf zu achten, dass entsprechende wirksame Desinfektionsmittel benutzt werden. Diese Desinfektionsmittel sind der Liste, der nach den Richtlinien der *DVG (DVG-Ausschuss "Desinfektion in der Veterinärmedizin")* geprüften und als wirksam befundenen Desinfektionsmitteln zu entnehmen. Diese müssen selbstverständlich nach Gebrauchsanweisung verwendet werden. Falsche Verwendung ist ein häufiger Fehler, der aus Zeitdruck oder bloßer Bequemlichkeit auftreten kann. Doch sind solche Fehler im Grunde leicht zu beheben und abzustellen.

- Wahl des Standort des Terrariums: ein Terrariumstandort ist natürlich nach Aspekten des Tierschutzes zu wählen, dabei sollten auch eine Platzierung in Räumen, die zur Lebensmittelzubereitung, wie einer Küche oder Räumen mit sanitärischen Anlagen selbstverständlich ausgeschlossen sein.

- Reinigung und Oberflächendesinfektion der Terrarien, des Terrarienzubehörs usw. Die Desinfektion stellt einen sehr wichtigen Bestandteil der Prophylaxe mittels Hygiene dar. Der Infektionsdruck kann auf das geringste gesenkt werden mit alltäglichen, einfachen Maßnahmen, die keinen hohen finanziellen oder technischen Aufwand darstellen. Es ist also mehr eine Frage des Wissens und Wollens wie Infektionen wirksam verhindert werden können. Wichtig ist, dass möglichst alle Oberflächen behandelt werden. Hilfreich ist auch eine kleine Checkliste, die sich der Reptilienhalter einmalig erstellen kann, welche Terrarien, Gegenstände behandelt werden sollten und die bei Veränderungen ergänzt werden kann. Durch Verfassung in schriftlicher Form, können Fehler minimiert werden. Vor der Desinfektion sollte eine Reinigung vorgenommen werden mit der makroskopischer Schmutz entfernt wird. Daraufhin kann die eigentliche Desinfektion durchgeführt werden. Hierbei ist auf die Oberflächenbeschaffenheit zu achten. Manche Oberflächen lassen sich nicht einfach mit dem Desinfektionsmittel benetzen oder das mittel kann nicht vollständig in das Material eindringen. Dies kann im Falle von Holz oder Kork möglich sein. Auch können Pflanzen hier ein Problem darstellen und zu einem Schwachpunkt bei der Hygienedurchführung werden.

Gegenstände, die so nicht desinfiziert werden können, sollten auf andere Weise behandelt werden. Wie oben im Rahmen der Tenazität erwähnt, stellen hohe Temperaturen eine gute Möglichkeit dar. So sind manche Gegenstände des Zubehörs gut in einem Backofen zu erwärmen.

Natürlich darf es sich nicht um entflammbare oder brennbare Materialien handeln.

- Personen, die mit Reptilien handeln sollten sich informieren, fortbilden und den Kunden sachlich auf diese Problematik hinweisen und so der Thematik Fachwissen beifügen.

- Reptilien können an Salmonellen erkranken, daher sollte der eigene Bestand, durch einen reptilienkundigen Tierarzt, in regelmäßigen Abständen Untersuchungen unterzogen werden und entsprechend therapiert werden. Dabei sind auch immer die Haltungsbedingungen, Parasitenbefall sowie Ernährung zu überprüfen.

Fazit:

Zusammenfassend ist zu sagen, dass nach Analysierung des Erregers, der Epidemiologie und des Gefahrenpotentials das zoonotische Potential der Salmonellen bei Reptilien gerade bei Kleinkindern nicht zu vernachlässigen ist. Doch konnte gezeigt werden, dass unter Berücksichtigung der Epidemiologie eine mögliche Infektion mit Salmonellen mit sehr einfachen Mittel und Maßnahmen, vor allem durch Hygiene, das Risiko deutlich reduziert werden kann. Daher ist die Reptilienhaltung nicht zu dramatisieren und zu verteufeln, sondern mit gesundem Menschenverstand zu begegnen und so sicherlich praktikabel und sicher für die Tiere, Tierhalter und andere Personen durchzuführen.

Literaturverzeichnis

Bertrand, S.(2008). Salmonella infections associated with reptiles: the current situation in Europe. *Euro Surveillance : Bulletin Europeen Sur Les Maladies Transmissibles = European Communicable Disease Bulletin*, *13*(24), 717–727.

Caspary, W. F., Kist, M., & Stein, J. (2006). *Infektiologie des Gastrointestinaltraktes*. Springer Science & Business Media.

Eddicks, M. (2006). Überprüfung der Verträglichkeit des Salmonella Typhimurium – Lebendimpfstoffes Salmoporc® bei oraler Anwendung für drei Tage alte Saugferkel unter Berücksichtigung der Ausscheidung, Persistenz und Immunogenität des Impfstamms. *ResearchGate*. Abgerufen von http://www.researchgate.net/publication/279639818_berprfung_der_Vertrglichkeit_des_Sal monella_Typhimurium__Lebendimpfstoffes_Salmoporc_bei_oraler_Anwendung_fr_drei_T age_alte_Saugferkel_unter_Bercksichtigung_der_Ausscheidung_Persistenz_und_Immunoge nitt_des_Impfstamms

Finlay, B. B., Ruschkowski, S., & Dedhar, S. (1991). Cytoskeletal rearrangements accompanying salmonella entry into epithelial cells. *Journal of Cell Science*, *99 (Pt 2)*, 283–296.

Gumpenberger, M. (2000). Mitt. Österr. Ges. tropenmed. Parasitol. *Reptilien und salmonellen aus vetrinärmedizinischer Sicht*, *22*, 55–58.

Hassl, A., Pfleger, S., & Benyr, G. (2001). Mitt. Österr. Ges. Tropenmed. Parasitol. *Salmonellen-Infestationen in Amphibien und Reptilien*, *23*.

Head, I. M., Saunders, J. R., & Pickup, R. W. (o. J.). Microbial Evolution, Diversity, and Ecology: A Decade of Ribosomal RNA Analysis of Uncultivated Microorganisms. *Microbial Ecology*, *35*(1), 1–21.

Hydeskov, H. B., Guardabassi, L., Aalbæk, B., Olsen, K. E. P., Nielsen, S. S., & Bertelsen, M. F. (2013). Salmonella Prevalence Among Reptiles in a Zoo Education Setting. *Zoonoses and Public Health*, *60*(4), 291–295.

Kölle, P. (2015). *Echsen und Schlangen: Heimtier und Patient* (1. Aufl.). Enke.

Lee, I. S., Lin, J., Hall, H. K., Bearson, B., & Foster, J. W. (1995). The stationary-phase sigma factor sigma S (RpoS) is required for a sustained acid tolerance response in virulent

Salmonella typhimurium. *Molecular Microbiology, 17*(1), 155–167.

Mestrovic, T. D. (2015, August 3). Salmonellen Geschichte. Abgerufen 12. August 2015, von http://www.news-medical.net/health/Salmonella-History-(German).aspx

Meyer, C. (2004). *Qualitative und quantitative Risikofaktoren für die Einschleppung und Verbreitung von Salmonellen in unterschiedlichen Produktionsverfahren beim Schwein.* Inst. für Tierzucht und Tierhaltung.

Mutschmann, F. (2012). Reptilia. *Salmonellen bei Amphibien und Reptilien- Die Bedeutung von Terrarientieren als Infektionsquellen für den Menschen,* (17(6)), 24–40.

Rolle, M., & Mayr, A. (2007). *Medizinische Mikrobiologie, Infektions- und Seuchenlehre.* Georg Thieme Verlag.

Salmonellose der Rinder: Epidemiologie und Bekämpfung - 21_Methner.pdf. (o. J.). Abgerufen von http://www.verbraucherschutz.sachsen-anhalt.de/fileadmin/Bibliothek/Politik_und_Verwaltung/MS/LAV_Verbraucherschutz/veteri naermedizin/veranstaltungen/symposium_fb4/neuntes/21_Methner.pdf

Schmidt, V., Marschang, R. E., Abbas, M. D., Ball, I., Szabo, I., Helmuth, R., … Pees, M. (2013). Detection of pathogens in Boidae and Pythonidae with and without respiratory disease. *The Veterinary Record, 172*(9), 236.

Schmidt, V., Mock, R., Burgkhardt, E., Junghanns, A., Ortlieb, F., Szabo, I., … Krautwald-Junghanns, M.-E. (2014). Cloacal aerobic bacterial flora and absence of viruses in free-living slow worms (Anguis fragilis), grass snakes (Natrix natrix) and European Adders (Vipera berus) from Germany. *EcoHealth, 11*(4), 571–580.

Tindall, B. J., Grimont, P. a. D., Garrity, G. M., & Euzéby, J. P. (2005). Nomenclature and taxonomy of the genus Salmonella. *International Journal of Systematic and Evolutionary Microbiology, 55*(Pt 1), 521–524.

Wendt, K.-H. W. M., Waldmann, K.-H., & Wendt, M. (2001). *Lehrbuch der Schweinekrankheiten.* Berlin: Parey.

BEI GRIN MACHT SICH IHR
WISSEN BEZAHLT

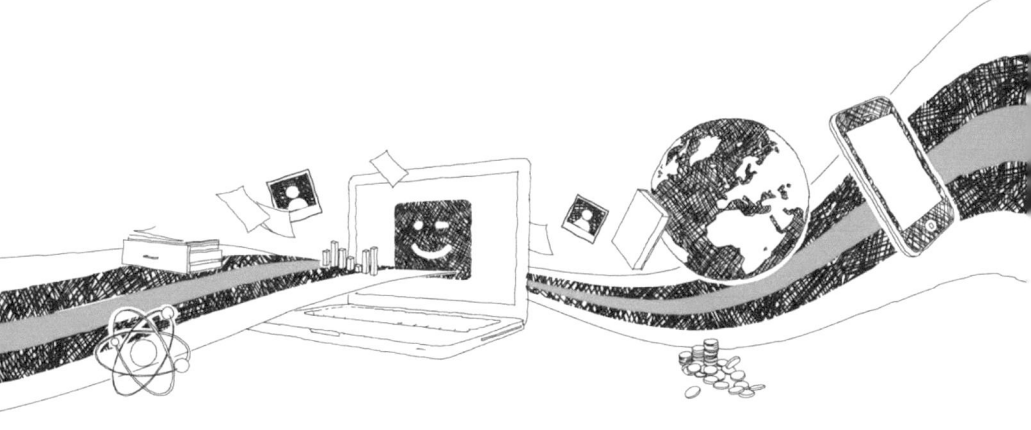

- Wir veröffentlichen Ihre Hausarbeit,
  Bachelor- und Masterarbeit

- Ihr eigenes eBook und Buch -
  weltweit in allen wichtigen Shops

- Verdienen Sie an jedem Verkauf

Jetzt bei www.GRIN.com hochladen
und kostenlos publizieren

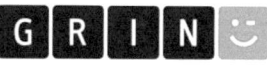